BEI GRIN MACHT SICH IHR WISSEN BEZAHLT

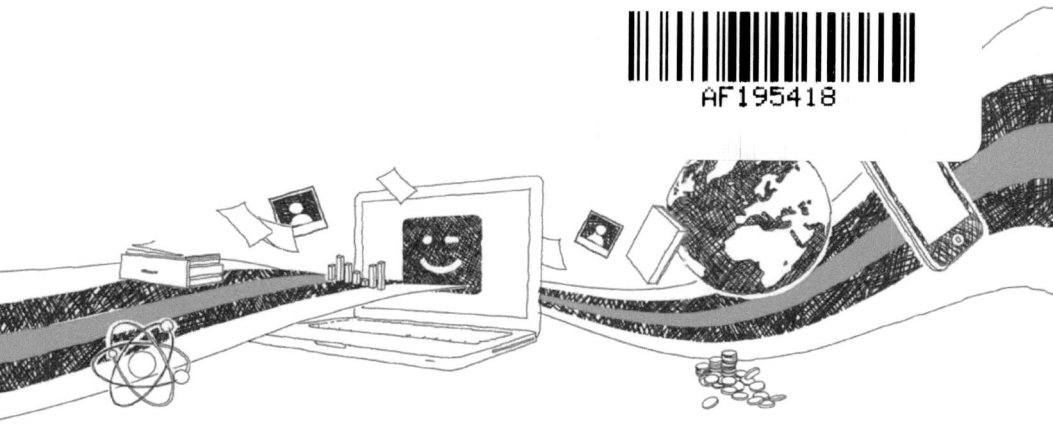

- Wir veröffentlichen Ihre Hausarbeit, Bachelor- und Masterarbeit

- Ihr eigenes eBook und Buch - weltweit in allen wichtigen Shops

- Verdienen Sie an jedem Verkauf

Jetzt bei www.GRIN.com hochladen und kostenlos publizieren

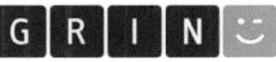

Cornelia Endres

Die Veränderung des Gedächtnisses und der Psychomotorik bei Menschen ab dem 3. Lebensjahr

GRIN Verlag

Bibliografische Information der Deutschen Nationalbibliothek:

Die Deutsche Bibliothek verzeichnet diese Publikation in der Deutschen Nationalbibliografie; detaillierte bibliografische Daten sind im Internet über http://dnb.d-nb.de/ abrufbar.

Dieses Werk sowie alle darin enthaltenen einzelnen Beiträge und Abbildungen sind urheberrechtlich geschützt. Jede Verwertung, die nicht ausdrücklich vom Urheberrechtsschutz zugelassen ist, bedarf der vorherigen Zustimmung des Verlages. Das gilt insbesondere für Vervielfältigungen, Bearbeitungen, Übersetzungen, Mikroverfilmungen, Auswertungen durch Datenbanken und für die Einspeicherung und Verarbeitung in elektronische Systeme. Alle Rechte, auch die des auszugsweisen Nachdrucks, der fotomechanischen Wiedergabe (einschließlich Mikrokopie) sowie der Auswertung durch Datenbanken oder ähnliche Einrichtungen, vorbehalten.

Impressum:

Copyright © 2013 GRIN Verlag GmbH
Druck und Bindung: Books on Demand GmbH, Norderstedt Germany
ISBN: 978-3-656-41224-3

Dieses Buch bei GRIN:

http://www.grin.com/de/e-book/210904/die-veraenderung-des-gedaechtnisses-und-der-psychomotorik-bei-menschen

GRIN - Your knowledge has value

Der GRIN Verlag publiziert seit 1998 wissenschaftliche Arbeiten von Studenten, Hochschullehrern und anderen Akademikern als eBook und gedrucktes Buch. Die Verlagswebsite www.grin.com ist die ideale Plattform zur Veröffentlichung von Hausarbeiten, Abschlussarbeiten, wissenschaftlichen Aufsätzen, Dissertationen und Fachbüchern.

Besuchen Sie uns im Internet:

http://www.grin.com/

http://www.facebook.com/grincom

http://www.twitter.com/grin_com

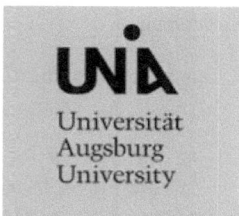

Universität Augsburg

Philosophisch-Sozialwissenschaftliche Fakultät

Seminar: Gerontopychologie

Wintersemester 2013

Pflichtmodul 8: Sozialwissenschaft I: Psychologie

Thema der Hausarbeit:
Die Menschen bleiben immer länger jung

Am 25.02.20013

Cornelia Anja Endres   BA. Erziehungswissenschaft (3. Semester)

Gliederung:

1. Der demographische Wandel
2. Die Menschen bleiben immer länger jung
   - 2.1. Gedächtnis
     - 2.1.1 Bereiche des Gehirns
     - 2.1.2 Verschiedene Hypothesen zur Erklärung der kognitiven Probleme
     - 2.1.3 Gründe für eine Beeinträchtigung beim Lernprozess
     - 2.1.4 Einflussfaktoren für die Entwicklung der kognitiven Intelligenz
   - 2.2. Psychomotorik
     - 2.2.1 Reaktionsversuche
     - 2.2.2 Mehrfach- Wahl- Reaktionen
     - 2.2.3 körperliche Aktivitäten als Training
     - 2.2.4 Autofahren als Reiz-Reaktions-Aufgabe
     - 2.2.5 Alltagskompetenzen
   - 2.3 Fazit
3. Ein Zwangstest für alte Autofahrer?

1. Der demographische Wandel

Kinder und Jugendliche wachsen in Deutschland in einer zunehmend alternden Gesellschaft auf, weshalb es zu einer deutlichen Veränderung der altersmäßigen Zusammensetzung der Bevölkerung kommt. Der Anteil der unter 20-Jährigen sinkt voraussichtlich in den Jahren 2005 bis 2025 von 21,1 Prozent auf 17,5 Prozent, während der Anteil der über 64-Jährigen von derzeit 18,7 Prozent auf 23,7 Prozent ansteigen wird. Das bedeutet, dass es weniger Kindergartenkinder sowie Schüler/-innen geben wird und somit auch das Erwerbspotenzial schrumpfen wird. Zwar wird die Bevölkerungszahl nicht zwangsläufig abnehmen, da es eine hohe Zuwanderung gibt. Da jedoch auch die Zuwanderer altern, können diese die Alterung der Gesellschaft allenfalls verlangsamen. Die geringen Kinderzahlen in Deutschland sind zum einen auf den Rückgang von Familien mit drei oder mehr Kindern zurückzuführen und zum anderen auf die wachsende Anzahl Kinderloser.

Die demografischen Veränderung wirken sich im Bildungssystem bereits kurz- und mittelfristig aus: Die Zahl der Kinder im Krippenalter geht bis 2015 auf 94,4 Prozent zurück und die Zahl der Kindergartenkinder verringert sich sogar auf 88,9 Prozent. Die Zahl der Schüler/-innen an allgemein- und berufsbildenden Schulen geht in den Jahren 2002 bis 2015 um 1,7 Millionen auf 86,3 Prozent zurück. Innerhalb der Gruppe der insgesamt weniger werdenden Kinder und Jugendlichen wird jedoch der Anteil der jungen Menschen aus bildungsfernen Schichten zunehmen. Dies ist zum einen eine Folge der vom Bildungs- und Ausbildungsstand der jungen Frauen abhängigen unterschiedlichen Geburtenquoten und zum anderen des wachsenden Anteils von Kindern mit Migrationshintergrund (vgl. Bundesministerium für Familie, Senioren, Frauen und Jugend (2005)).

2. Die Menschen bleiben immer länger jung

Aufgrund der sinkenden Geburtenrate und der medizinischen Leistungen, die mittlerweile möglich und in Deutschland für alle zugänglich sind, gibt es also zusehends mehr alte Menschen. Diese Tatsachen sind der Anlass für zahlreiche wissenschaftliche Erforschungen der Altersvorgänge nicht nur in dem Zuständigkeitsbereich der Medizin, sondern auch der Psychologie. Dabei wurde der Fokus auf Altersformen und Alternsnormen gelegt. Im Rahmen dieser Arbeit wird anhand verschiedener Studien und Untersuchungen verdeutlicht, inwieweit die Vorurteile nicht gerechtfertigt sind, welche hinsichtlich eines Abbaus des Gedächtnisses und der Psychomotorik älterer Menschen häufig bestehen. Es wird gezeigt, unter welchen

Bedingungen Menschen ab dem dritten Lebensalter keine oder nur geringe Leistungsdifferenzen im Vergleich zu ihren jüngeren Altersgenossen zeigen.

2.1 Gedächtnis

Unter Gedächtnis versteht man das „Phänomen" (Häcker, Stapf (2004), S. 342), welches sich bei einem Bewusstseinsvorgang als Nachwirkung auf einen bereits früher verlaufenen Prozess einstellt und welche vom Subjekt meistens auch mit dem Bewusstsein, dass es sich um bereits gehabte Eindrücke handelt, aufgefasst wird. Leistungen des Gedächtnisses sind hauptsächlich das Wiedererkennen und das „Erinnern von Wahrnehmungen in Form von Vorstellungen" (Häcker, Stapf (2004), S. 342). In der Gedächtnisforschung konkurrieren heute zwei Modelle; auf der einen Seite die „*Speicher-Theorien*" (vgl. Atkinson, Shiffrin (1968)), die als Grundlage für Altersuntersuchungen dienen, und die „*Ressourcentheorien*" (vgl. Smith (1996), S. 236-250). Unter den Speichertheorien ist das Drei-Speicher-Modell am weitesten vertreten und eventuelle Altersunterschiede werden auf die Eigenschaften dieser Speicher zurückgeführt. Nach dem Ressourcen-Modell werden altersspezifische Unterschiede mit verschiedene Mängel im Lern- und Erinnerungsprozess begründet (vgl. Lehr (2007), S. 92).

2.1.1 Bereiche des Gehirns

Man unterscheidet im Gehirn sieben verschiedene Bereiche, sie werden als *prozedurales Gedächtnis*, das für das Lernen und Erinnern von Fertigkeiten zuständig ist, das *Primargedächtnis* oder auch *Kurzzeitgedächtnis* für einmalig präsentierte Informationen, das *episodische Gedächtnis* für kürzlich geschehene Ereignisse, das *Quellengedächtnis* für Kontexterinnerungen, das *semantische Gedächtnis* zum Erinnern an objektives Fachwissen, das *räumliche Gedächtnis* zur räumlichen Orientierung und das *autobiographische Gedächtnis* bezeichnet. Nach Baltes (vgl. Baltes (1997), S. 366-380) gibt es nur Altersunterschiede im Kurzzeitgedächtnis und im episodischen Gedächtnis, die Fähigkeit aller anderen Bereiche des Gehirns bleiben altersstabil (vgl. Lang; Martin & Pinquart (2012), S. 66-68).

Als häufigstes Gedächtnisproblem werden die prospektiven Gedächtnisprobleme genannt. Als prospektive Gedächtnisleistungen bezeichnet man die Fähigkeit, sich selbstständig an zukünftige Dinge erinnern zu können, wie beispielsweise eine Verabredung zum richtigen Zeitpunkt einzuhalten, eine Nachricht weiter zu geben oder Medizin zur verordneten Tageszeit einzunehmen. Huppert, Johnson und Nickson (vgl. Huppert, Johnson & Nickson (2000), S. 63-81) haben in einer Studie herausgefunden, dass fast die Hälfte aller über 65-Jährigen mit prospektiven Gedächtnisproblemen zu kämpfen haben, bei Demenzkranken sind es sogar 88% (vgl.

Lang; Martin & Pinquart (2012), S. 69). Im Bereich des Gehirns kommt es folglich im Alter zu einem Leistungsdefizit im Vergleich zu jüngeren Personen, der sich auf das alltägliche Leben auswirken kann.

2.1.2 Verschiedene Hypothesen

Es gibt verschiedene Hypothesen zur Erklärung von kognitiven Problemen. Drei davon werden im Rahmen dieser Arbeit erwähnt. Die Speed-Hypothese nach Salthouse (vgl. Salthouse (1996), S. 403-428) geht davon aus, dass eine Veränderung der kognitiven Leistungsfähigkeit auf ein Nachlassen der Geschwindigkeit der Informationsverarbeitung zurückzuführen ist. Das wird dadurch belegt, dass statistisch gesehen die Verarbeitungsgeschwindigkeit als starker Prädiktor für Altersunterschiede gesehen wird (vgl. Lang; Martin & Pinquart (2012), S. 65). Zimprich (vgl. Zimprich (1998), S. 89-96) hat diese Speed-Hypothese in Bezug auf die fluide Intelligenz getestet. Dabei zeigte sich jedoch, dass die Geschwindigkeit der Informationsbearbeitung, gemessen an den Ergebnissen des Zahlensymboltests, keine zentrale Bedeutung für die Entwicklung der fluiden Intelligenzkomponente in einem Zeitraum von sieben bis acht Jahren hat (vgl. Lehr (2007), S. 81). Nach der Kapazitätshypothese nimmt die Gedächtniskapazität mit zunehmendem Alter ab, dagegen die Störanfälligkeit zu, das heißt zum einen, dass kürzlich Gelerntes oft schlechter erinnert werden kann, als früher Gelerntes. Die „Common-Cause"- Hypothese geht von einer gemeinsamen Ursache für kognitive Leistungsveränderung *und* sensorischer Veränderung aus. Als gemeinsame Ursache werden generell Abbauprozesse im Gehirn angenommen (vgl. Lang; Martin & Pinquart (2012), S. 66).

Nach West und Bramblett (1990) sagt die Vorstellung einer Person über die Qualität ihres Gedächtnisses mehr über die tatsächliche Erinnerungsleistung voraus, als das Alter oder bestimmte Messwerte der Person. Das heißt, dass die Überzeugung von seinem kognitiven Können eine wichtige Rolle spielt. Jedoch haben ältere Menschen häufig eine zu pessimistische Vorstellung von der eigenen Gedächtnisleistung (vgl. Lehr (2007), S. 100). Ein Ansatzpunkt für die Verbesserung der kognitiven Fähigkeiten ist folglich die Steigerung des Selbstbewusstseins im Bezug auf das eigene Gedächtnis. Wenn folglich durch Training und Aufklärung die eigene Überzeugung positiv beeinflusst wird, hängt es nicht zwingend vom Alter ab, welche Leistung das Gehirn erbringen kann.

2.1.3 Einflussfaktoren für die Entwicklung der kognitiven Intelligenz

Es gibt verschiedene Einflussfaktoren, die die kognitive Entwicklung positiv beeinflussen und dafür sorgen, dass man bis ins hohe Alter gute Leistungen zeigen kann. Zum einen ist der Lebensstil ausschlaggebend. Nach dem *"Use it or lose it-Ansatz"* (Lang; Martin & Pinquart (1012), S. 72) hilft ein engagiertes, aktives Leben bei der Aufrechterhaltung von kognitiven Leistungsfähigkeiten bis ins hohe Alter. Hultsch, Hertzog, Small und Dixon (vgl. Hultsch, Hertzog, Small & Dixon (1999), S. 245-263) haben in einer Untersuchung, bei welcher der Einfluss der Ausführung von Alltagsaktivitäten auf neuere Informationsverarbeitung, wie beispielsweise das Erlernen einer neuen Sprache, untersucht wurde und haben die subjektive Gesundheit 250 mittlere und ältere Erwachsene längsschnittlich beobachtet. Dabei wurde ein Zusammenhang zwischen intellektuellen Aktivitäten und der darauffolgenden Veränderung der kognitiven Leistungsfähigkeit festgestellt, der für den eben beschrieben Ansatz spricht.

Zudem wirkt sich formale Bildung schon in jungen Jahren lebenslang positiv auf die Gedächtnisleistung aus. So hat Willis und Schaie (vgl. Willis, Schaie (2005), S. 243-276) herausgefunden, dass Personen mit höherer Qualifikation in Tätigkeiten mit höheren Anforderungen zu finden sind, was sich wiederum auf die kognitive Entwicklung im Alter auswirkt. Ähnlich wie bei Kleinkindern fördert nach Schooler (1999) eine komplexe, anregungsreiche Umwelt mit verschiedenen Stimuli und Anforderungen ebenfalls die kognitive Entwicklung, da die Zahl der täglichen Entscheidungen und Handlungsmöglichkeiten größer ist. Daneben begünstigen natürlich auch tägliche Gedächtnistrainings sowohl die Leistung, als auch das Selbstwertgefühl der Trainierenden, welches, wie bereits erwähnt, nicht zu missachten ist. In diesem Zusammenhang haben Zöllig, Eschen und Martin (vgl. Schloffer, Prang & Frick-Salzmann (2010), S. 4-12) ein sogenanntes *Orchestrierungsmodell* entwickelt, das bei kognitiven Trainings angewendet wird. Orchestrierungsmodelle stellen nicht abstrakte Lerninhalte in den Mittelpunkt, sondern die täglichen Aktivitäten der Personen. Dabei sollen die Ressourcen der jeweiligen Person aktiv genutzt werden, um ein selbst gesetztes Ziel zu erreichen (vgl. Lang; Martin & Pinquart (1012), S. 72-76). Es gibt folglich wirkungsvolle Möglichkeiten die Gehirnleistung bis ins hohe Alter aufrecht zu erhalten und mit dem nötigen Training können ältere Menschen durchaus bessere Leistungen erbringen, als junge.

2.1.4 Gründe für eine Beeinträchtigung beim Lernprozess

Kruse und Rudinger (vgl. Weinert, Mandl (1997), S. 45-85) haben versucht, die vielfältigen Einzelergebnisse experimenteller Studien zur Lernfähigkeit im Alter zusammenzufassen. Für Schwierigkeiten, die ältere Menschen möglicherweise bei Lernprozessen haben, gibt es mannigfaltige Gründe, allerdings können jede dieser Aspekte ausgeglichen werden, so dass es keinen Unterschied mehr zu jüngeren Lernenden gibt. Zum einen lernen Menschen ab dem dritten Lebensalter sinnloseres Material schlechter, als logische Sinnzusammenhänge, die durch Einsichtgewinnung verständlich gemacht werden können. Zum anderen haben ältere Menschen häufig eine Kodierungsschwäche, das heißt ihnen fehlt eine gewisse Lerntechnik, wenn jedoch diese erlernt werden würde, kann ein Lerndefizit ausgeglichen werden. Daneben ist es bedeutend, dass der Lernstoff in einem angemessenem Tempo und gut gegliedert präsentiert wird. Da der Lernprozess störanfälliger ist, führen Pausen eher zu einer Verschlechterung der Lernleistung. Zudem spielen die Begabung, nach und Schroots (1999) die Gesundheit und nach Löwe (1969, 1970, 1971) die Lernmotivation und -bereitschaft eine viel größere Rolle, als allein das Alter einer Person (vgl. Lehr (2007), S. 93-94). Diese Befunde machen deutlich, dass für ein eventuelles durch experimentelle Forschung festgestelltes Lerndefizit nicht primär das Alter verantwortlich gemacht werden kann, sondern dass eine Reihe anderer Faktoren eine weitaus größere Rolle spielen.

2.2 Psychomotorik

Unter „Psychomotorischen Fähigkeiten werden nach Welford (vgl. Welford (1977), S. 450-493) jene erworbenen Verhaltensmuster von völlig aufeinander abgestimmten, koordinierten, willentlichen Bewegungen verstanden, die auf eine bestimmte Situation bzw. auf einen bestimmten Stimulus hin erfolgen. In der Regel finden diese Verhaltensprozesse automatisch und damit weitgehend unbewusst statt, wenn jedoch eine Störung dieser *„übergreifenden Verhaltensorganisationen"* (Lehr (2007), S. 106) eintrifft, wird der Ablauf in seine Elemente zerlegt. Psychomotorische Fähigkeiten sind zudem auch als Sammelbegriff zu verstehen, da die Anforderungen bei psychomotorischen Testaufgaben unterschiedlicher Art sind. Dabei sind die psychomotorischen Leistungen das Zusammenspiel der verschiedenen Funktionsbereiche. Pawlik (1968) nennt in diesem Zusammenhang folgende sieben verschiedene Faktoren, die bei psychomotorischen Leistungen an Bedeutung gewinnen: als erstes die Koordination, das Zielen, die Handgelenk-Finger-Geschwindigkeit, die Handgeschicklichkeit, die Fingerfertigkeit, die Reaktionsgeschwindigkeit und die Belastbarkeit (vgl. Lehr (2007), S. 107).

2.2.1 Reaktionsversuche

Bei Reaktionsversuchen wird zwischen der prämotorischen oder der Reaktionszeit und der motorischen oder Bewegungszeit unterschieden. Botwinick und Thompson (vgl. Botwinick, Thompson (1966), S. 175-183) haben Untersuchungen durchgeführt, bei denen Personen zwischen 18 und 35 Jahren und Personen zwischen 67 und 87 Jahren auf ein Signal hin einen Hebel drücken mussten. Dabei kam heraus, dass die motorische Zeit bei älteren Personen nicht länger ist, als bei Jüngeren, aber die prämotorische Zeit korreliert negativ zum Alter, das heißt je älter Personen werden, desto langsamer ist die Reaktion (vgl. Lehr (2007), S. 107-108). Das Ergebnis zeigt, dass Menschen ab dem dritten Lebensalter zwar mehr Zeit brauchen, um sich einen Überblick zu schaffen, doch wenn der Überblick erst einmal da ist, ist die Reaktion in der gleichen Schnelligkeit erfolgt, wie bei Jüngeren. Das heißt auch, je mehr Informationsprozesse der Reaktion vorausgehen müssen, desto größer wird der Unterschied zwischen jung und alt.

Der Frage nach der Belastungsfähigkeit und der Exaktheit psychomotorischer Reaktionen bei lange andauerndem Informationsangebot ging man in Vigilanz-Untersuchungen nach. Unter Vigilanz versteht man im psychologischen Sinne einen Zustand erhöhter sensorischer Bereitschaft in Dauerbelastungssituationen, in denen Signale verschiedener Art unterschieden und mit unterschiedlichen Reaktionen beantwortet werden müssen. Im Zuge der Viglianz-Untersuchungen wurde von Rehberg und Neumann (vgl. Siebenbrot (1969), S. 66-69) herausgefunden, dass mit zunehmender Komplexität der Struktur einer Tätigkeit, das heißt mit zunehmender Komplexität der Informationsverarbeitung, die Leistungen mit längerer Zeitdauer zunehmend stabiler werden und das unabhängig vom Alter (vgl. Lehr (2007), S.109-110). Folglich sind alte Menschen nicht unbedingt weniger belastungsfähig, als jüngere.

2.2.2 Mehrfachwahlreaktionen

Als Mehrfachwahlreaktion versteht man Reaktionen, bei welchen auf einen Reiz hin zunächst eine Reaktionsauswahl getroffen und dann möglichst schnell reagiert werden muss (Lehr (2007), S. 110-111). Mathey (vgl. Mathey (1971), S. 103-109) fand in einem Querschnittsvergleich eines jeden Untersuchungsjahres heraus, dass die Gruppe der 70 Jährigen schlechter abschnitt, als die Gruppe der 60 Jährigen und dass innerhalb jeder Gruppe Männer bessere Werte erzielten, als Frauen. Bei der Frauengruppe zeigten sich jedoch eindeutig bessere Leistungen bei jenen Frauen, die an mindestens einem Zeitpunkt ihres Lebens berufstätig gewesen sind, was Mathey durch einen aufgrund der Berufssituation gegebenen „Trainingseffekt" im

Hinblick auf Stresssituationen zu erklären versucht. Auch in Längsschnittstudien erzielten ehemalig berufstätige Frauen rascher das geforderte Trefferniveau, als solche, die keinen Beruf außerhalb der Familie ausgeübt haben. Jedoch trägt nicht nur das Alter zu der größeren Variabilität der Reaktionszeit bei, sondern vor allem auch der Gesundheitszustand und die Aktivität. Aktive Personen benötigten weniger Zeit bis zur Erzielung von 50 % Treffern. Auch hatten Personen mit höherer Schulbildung und höherem sozialem Status durchschnittlich eine kürzere Reaktionszeit, als beispielsweise Arbeiter (vgl. Mathey (1987), S. 74-79). Die Reaktionszeit ist dementsprechend nicht allein vom Alter abhängig, sondern zudem auch vom Gesundheitszustand, der Persönlichkeit, dem Training und dem sozialen Status.

2.2.3 Körperliche Aktivität als Training

Nach mehreren experimentellen Untersuchungen kann die in den vorangehenden Kapiteln beschriebene Verlangsamung von Reaktionszeit durch körperliches Training beeinflusst werden. So fand Spriduso (vgl. Spriduso (1975), S. 26-30) in einer Untersuchung heraus, dass ältere Sportler schnellere Zeiten aufwiesen, zum Teil vergleichbar mit den Leistungen von 30 Jährigen, als ihre nicht Sport treibenden Altersgenossen. MacRae (vgl. Spriduso, Eckerts (1989), S. 69-77) fand in einer weiteren Untersuchung heraus, dass die besseren Ergebnisse der Sporttreibenden Personen nicht auf ein Training der Muskulatur zurückzuführen ist, sondern dass sie vielmehr auf die „prämotorischen Phasen der Reaktion und damit auf zentralnervöse Faktoren" (Lehr (2007), S. 115) zurückzuführen sind. Leider gibt es nur wenige Untersuchungen über das Wohlbefinden und die Lebensentwicklung von Athleten.

Nordbeck und Johnson (vgl. Huber (1997), S. 57-62) befragte 12 schwedische ehemalige Spitzensportler im Alter von 61 bis 78 Jahren, von welchen keiner längere gesundheitliche Probleme oder überhaupt längerfristigen Veränderung der Gesundheit warnahm. 92 % gaben ihre Lebensqualität als sehr gut oder gut an und fast alle berichten nur von positiv getönten Lebensereignissen. Auch das Wohlbefinden und die Zufriedenheit der sich sportlich betätigenden älteren Personen ist nach Williams und Gill (vgl. Huber (1997), S. 351-358) höher, als die der Vergleichsgruppe. Nach einer Analyse über den Zusammenhang von sportlicher Betätigung, Gesundheit und Anpassung an das Alter kommt Meusel (vgl. Meusel (1996), S. 241-247) zu dem Schluss, dass bei einer in dieser Hinsicht inaktiven Lebensweise das Leistungsniveau in allen motorischen Fähigkeiten zurückgeht. Schon geringe Bewegungsaktivität im Alltag, Beruf und Sport wirkt sich besonderen bei sonst bewegungsarmer Lebensweise positiv im Sinne einer Verzögerung der Rückbildungsprozesse aus. Auch im höheren Alter können durch gezieltes Training noch Anpassungsprozesse in Gang gesetzt werden, die degenerativen Veränderungen entgegenwirken (Lehr (2007), S. 115-119).

Es zeigt sich folglich, dass Bewegungsaktivität helfen die Leistungsfähigkeit in sämtlichen motorischen Bereichen bis ins hohe Alter zu erhalten und das Leistungsniveau 20 bis 40 Jahre jüngerer aber Untrainierter bewahrt werden kann (Meusel (1996), S. 119). Lebenslange Aktivität ist daher eine wirkungsvolle Maßnahme gegen vorzeitiges Altern.

2.2.4 Autofahren als Reiz-Reaktions-Aufgabe

Die Aufgabe des Autofahrens ist komplex und erfordert besondere Fähigkeiten der Wahrnehmung, der Informationsverarbeitung und der motorischen Reaktion. Auch beim Autofahren gilt nach Risser und Steinbauer (1988), dass die Vorstellung, die ältere Fahrer von ihrer Fähigkeiten haben, auch ihrer tatsächlichen Fähigkeit entspricht; wenn die eigenen Leistungsfähigkeit eher kritisch eingeschätzt wird, passen sie auch ihr Fahrverhalten an. So fahren sie dann beispielsweis nach Cox, Fox und Irwin (vgl. Tart (1986), S. 7-12) weniger und langsamer, bremsen häufiger, beschleunigen gleichzeitig aber weniger und wechseln nicht so oft die Fahrbahnen. Besonders ab 75 Jahren wirkt das System „Verkehr" laut Risser und Steinbauer als angsteinflößend (vgl. Lehr (2007), S. 113) wahrgenommen.

Nach einer Auswertung der Daten des Zentralregisters für Verstöße gegen die Straßenverkehrsordnung in Flensburg finden sich bei Personen über 50 Jahre in den meisten Vergehen deutlich weniger Eintragungen, nur bei „Ordnungswidrigkeiten im Verkehr", also exemplarisch beim Beachten des Sicherheitsabstandes, gibt es mehr Eintragungen. Allerdings beruhen diese nicht, im Gegensatz zu jüngeren Delinquenten, auf eine konkrete Entscheidung, sondern eher auf leistungsmäßige Überforderung (vgl. Biehl & Aufstaller (1994), S. 57).

Obwohl ältere Kraftfahrer nach Evans (vgl. Evans (1988), S. 189) weit weniger Unfälle verursachen als jüngere schreibt man ihnen unter Berücksichtigung ihrer geringeren Verkehrsteilnahme und ihrer präventiven Strategien in Form von langsamem Fahren oder Meiden der Dunkelheit doch eine größere Unfallgefährdung zu, als Jüngeren. Dabei zeigen neuere Daten von Hartenstein (1989), dass ältere Autofahrer nicht viel weniger Fahrten unternehmen, als jüngere, das sind im Schnitt 10% (vgl. Lehr (2007), 113-114).

2.2.5 Alltagskompetenzen

In den Forschungsansätzen zur Funktionsfähigkeit im Alter ist das wichtigste Instrument zur Erfassung der Alltagskompetenz die Skala zur Erfassung von basalen Alltagsaktivitäten (Activities of Daily Living: ADL) durch Katz, Ford, Moskowitz (vgl. Katz, Ford, Moskowitz at al. (1963), S. 914-919). Sie wurde als Hilfsmittel zur Beurteilung der Möglichkeit einer Rehabilitation für chronisch kranke ältere Menschen entwickelt und ist deswegen an drei Stufen der Genesung von schwerkranken Personen wie folgt orientiert: die erste Stufe ist die Wiedererlangung der Selbstständigkeit beim Essen und der Kontinenz, die zweite Stufe ist die Wiedererlangung der Fähigkeit zum selbstständigen Gehen und Aufsuchen der Toilette und die dritte Stufe ist die Wiedererlangung der Fähigkeit zum selbstständigen Ankleiden, Waschen und Baden. In den 60er Jahren wurde von Lawton und Brody (vgl. Lawton, Brody (1969), S. 179-185) eine weitere Skala entwickelt. Die IADL (Instrumental Activities of Daily Living) erfasst die „instrumentellen" täglichen Aktivitäten und orientiert sich dabei an der Lebenswelt von selbstständig im Haushalt lebenden Personen. Dazu gehören Fähigkeiten, die zum einen für das Führen eines Haushaltes erforderlich sind und sich zum anderen auch auf „außerhäusliche soziale und räumliche Umwelt beziehen" (Lehr (2007), S. 120), wie beispielsweis Telefonieren, Einkaufen, Essensvorbereitung, Hausarbeiten, Waschen, Transport, Medikamente einnehmen und finanzielle Angelegenheiten erledigen (vgl. ebd., S. 120).

Der Infratest-Untersuchung und Daten aus den USA zufolge, können die überwiegende Mehrheit der Männer und Frauen bis ins hohe Alter eine selbstständige Lebensführung aufrecht erhalten. 90% der 65-79 Jährigen und 85% der 80 Jährigen und älteren Personen können die basalen Alltagsaktivitäten ohne jede Unterstützung anderer Menschen selbständig ausführen (vgl. Brandenburg (1996), S. 26-27).

Allerdings ist zu betonen, dass die Krankheitsanfälligkeit von Menschen über 65 Jahren im Gegensatz zu früheren Jahren deutlich abnimmt; Senioren bleiben länger gesund, als noch vor 10 Jahre. Schon die Älteren von morgen werden im hohen Alter viel gesünder und kompetenter sein, als es unsere Großeltern und Eltern heute sind und dieser Trend wird sich weiter fortsetzten. In einer Studie, bei der 50 medizinische Einzelmaßnahmen beurteilt wurden, wurde festgestellt, dass die 70 Jährigen des Jahres 1983 um 10 Jahre jünger sind, als die Gleichaltrigen des Jahres 1973 (Lehr (2007); S. 123).

2.3 Fazit

Wie in den einzelnen Aspekten der Gehirnentwicklung und der Psychomotorik von älteren Menschen deutlich wurde, gibt es einige Defizite, die durch Training und richtige Herangehensweise so gut kompensiert werden können, dass es keinen bemerkenswerten Unterschied zu jüngeren Personen mehr gibt. So helfen exemplarisch das systematische Strukturieren und ein langsames Präsentieren des Lernstoffes. Auch wurde deutlich, dass die verschiedenen Bereiche des Gehirns und die Psychomotorik bei älteren Menschen besser funktionieren, als erwartet werden könnte. Demzufolge weisen lediglich zwei Bereiche des Gehirns einen Altersunterschied auf. Es herrschen folglich auch einige Vorurteile in diesem Gebiet, die, wie bereits erwähnt, nicht zu unterschätzen sind, da sie einen Einfluss auf die tatsächliche Leistung haben können. Auch auf dem Gebiet der Psychomotorik spielt das Training eine große Rolle. Doch wurde auch da festgestellt, dass Personen ab dem dritten Lebensalter nicht unbedingt weniger belastbar sind, als Jüngere. Doch sind trotzdem einige Defizite erkennbar, welche nicht geleugnet werden können, wie beispielsweise beim Autofahren oder bei der Reaktionszeit. Noch zu erwähnen bleibt, dass die Krankheitsanfälligkeit älterer Menschen aufgrund medizinischer Fortschritte immer mehr abnimmt und so schon 1983 festgestellt wurde, dass die Menschen doch immer länger so fit und leistungsfähig bleiben, wie jüngere Menschen.

3. Zwangstest für alte Autofahrer

Aktuell wird in der Politik um einen verpflichtenden Fahrtest für Autofahrer ab 80 Jahren diskutiert. Vor allem die Grünen in Nordrhein-Westfalen wollen ältere Menschen alle zwei Monate zu einer Fahrtauglichkeitsprüfung schicken. Ausschlaggebend dafür war ein dramatischer Unfall in Wuppertal, bei dem eine 80-Jährige Anfang September 2012 in eine Menschenmenge raste und dabei zwölf Menschen verletzte. Fakt ist, dass viele Menschen in dieser Altersgruppe gesundheitlich eingeschränkt sind. Sie stehen möglicherweise unter Medikamenteneinfluss, sehen schlechter oder reagieren langsamer. Doch ist eine regelmäßige Fahrprüfung überhaupt sinnvoll und umsetzbar oder eigentlich gar nicht notwendig, weil die älteren Autofahrer laut ADAC zu der unauffälligsten Gruppe der Verkehrsunfallstatistik gehören (vgl. www.adac.de). Die Unfälle in vergangener Zeit seien nur unglückliche Zufälle gewesen. Dazu kommt, dass ältere Menschen häufig von ihrem Arzt darauf aufmerksam gemacht werden, wenn das Auto lieber in der Garage bleiben sollte. Und sind sie nicht dann vernünftig und lassen das Auto wirklich stehen, zumal dann, wenn sie merken, dass die nötigen Kompetenzen fehlen? Der Bundesminister für Verkehr, Bau und Stadtentwicklung Peter Ramsauer nennt eine verpflichtende Fahrkontrolle sogar eine Diskriminierung der Älteren, denn die

Fahrtüchtigkeit hänge schließlich nicht vom Alter ab, sondern vom Gesundheitszustand (vgl. www.spiegel.de). Einen Zwangstest für alte Autofahrer wird also noch auf sich warten lassen und somit bleiben auch weiterhin rüstige Senioren mobil.

Literaturverzeichnis:

Atkinson, R.C.; Shiffrin; R. M. (1968). Human memory. A proposal system and its control processes. In Spence, J.T. (Hrsg), *The psychology of learning and motivation* (8. Auflage). Academic Press: London.

Baltes, P. B. (1997). On the incomplete architecture of human ontogeny: Selection, optimization, and compensation as foundation of developmental theory. *American Psychologist*, 52(S. 366-380).

Biel, B; Aufstattler, W. (1994). Alter und Fahrererfahrung als Determinanten des Verkehrsverhaltens. In Tränkle, U. (Hrsg). *Autofahren im Alter. Deutsche Psychologenverlage* S. 37-80. Bonn.

Botwinick, J.; Thomson, N. (1966). Components of reaction time in relation to age and sex. *J. Genetic Psychology 108* (S. 175-183).

Brandenburg, H. (1996). Formen der Lebensführung im Alltag bei hilfe- und pflegebedürftigen älteren Menschen. Regensburg: Roderer.

Bundesministerium für Familie, Senioren, Frauen und Jugend (Hrsg.) (2005). Zwölfter Kinder- und Jugendbericht. Bericht über die Lebenssituation junger Menschen und die Leistung der Kinder- und Jugendhilfe in Deutschland. Berlin: Druck Vogt.

Cox, J. L.; Fox, M. D. & Irwin, L. (1989). Driving and the elderly: a review of the literature. In Tart, E.D. (Hrsg): Assessing the driving ability of the elderly. *Haworth Press* S. 7-12. New York.

Evans, L. (1988). Older driver involvement in fatal and severe traffic crashes. *Journal of Gerontology 43* (S. 189.).

Fleischmann, U. (1989). Gedächtnis und Alter. Verlag Hans Huber: Bern, Stuttgart, Toronto

Hartenstein, W. (1989): Einstellungen älterer Kraftfahrer zum Straßenverkehr. In: Bundesministerium für Verkehr (Hrsg). *Unfall- und Sicherheitsforschung Straßenverkehr* (S. 51-58). Bremerhaven.

Häcker, Prof. Dr. phil. H. (Hrsg) (2004). *Psychologisches Wörterbuch* (14. Auflage). Verlag Hans Huber: Bern, Göttingen, Toronto, Seattle

Hultsch, D. F.; Herzog, C.; Small, J. & Dixon, R.A. (1999). Use it or lose it? Engaged life style as a buffer of cognitive decline in aging. *Psychology and Aging* (14. Auflage, S. 245-263).

Huppert, F. A.; Johnson, T. & Nickson, J. (2000). High prevalence of prospective memory impairment in the elderly and in early-stage dementia: Finding from a population based study. *Applied Cognitive Psychology* (14. Auflage, S. 63-81).

Katz, S. C.; Ford, A. B.; Moskowitz, R. W.; Jackson, B. A. & Jaffee, M. W. (1963). A standardized measure of biological and psychosocial function. *Journal of the American Medical Association 185* (S. 914-919).

Kruse, A.; Rudinger, G. (1997). Lernen und Leistung im Erwachsenenalter. In Weinert, F.; Mandl, H. (Hrsg): Psychologie der Erwachsenenbildung. *Enzyklopädie der Psychologie*, Themenberiech D, Praxisgebiete (Serie 1, Pädagogische Psychologie, Bd. 4, S. 45-85) Göttingen: Hofgrefe.

Lang, Frieder R.; Martin, Mike & Pinquart, Martin (2012). *Entwicklungspsychologie Erwachsenenalter*. Göttingen: Hofgrefe.

Lawton; M. P.; Brody, E. M. (1969). Assessment of older people: self-maintaining and instrumental activities of daily living. *The Gerontologist* (9. Auflage, S. 179-185).

Lehr, U. (2007). Psychologie des Alterns (11. Auflage). Wiebelsheim: Quelle & Meyer Verlag.

MacRae, P. G. (1989). Physical activity and central nervous system integrity. In W. W. Spriduso & H.M. Eckerts (Hrsg) *Physical activity and aging* (S. 69-77). Champaign, IL: Human Kinetics Books.

Martin, M.; Kliegel, M. (2005). Psychologische Grundlagen Gerontologie (3. Auflage). Stuttgart: W. Kohlhammer GmbH.

Mathey, F. J. (1971). Psychische Reaktionen auf experimentelle Belastungssituationen. *Actuelle gerontologie 1* (S. 103- 109).

Mathey, F.J. (1987). Sensumotorische Fertigkeiten. In: Lehr, U. & Thomae, H. (Hrsg): *Formen seelischen Alterns* (S. 74-79). Stuttgart: Enke.

Meusel, H. (1996). Bewegung, Sport und Gesundheit im Alter und seine Konsequenzen für die Ernährung. *Zeitschrift für Gerontologie* (16. Auflage, S. 241-247).

Nordbeck, B; Johnson, M. (1997). The aging process of athletic champions: Persoality, health and quality of life in a life history perspective. In Huber, G. (Hrsg): (S. 57-62). Gamburg: Verlag für Gesundheitsförderung.

Pawlik, K. (1968). Dimensionen des Verhaltens. Bern: Huber

Rehberg, R.; Neumann, J. (1969). Auswirkungen von Dauerbelastungen auf die Aufmerksamkeit bei industriellen Überwachungsaufgaben. In Siebenbrot, N. (Hrsg) Bericht 2. Kongress der Gesellschaft für Psychologie der DDR. *Deutscher Verlag der Wisenschaft* (S. 66-69). Berlin.

Risser, R.; Steinbauer, J. & Amann, A. (1988). Probleme älterer Menschen bei der Teilnahme am Straßenverkehr. Wien: Literas Verlag.

Salthouse, T. A. (1996). The processing-speed theory of adult age differences in cognition. *Psychological Review 103* (S. 403-428).

Schroots, J.J.F. (1999). Aging in Europe. *European Commission Directorate-General 12.*

Smith, A.D. (1996). Memory. In: Birren, J. E.; Schaie, K. W. (Hrsg) Handbook of psychology of aging (4). *Academic Press* (S. 236-250). San Diego.

Spirduso, W. W. (1975). Reaction and movement time as a function of age and physical activity level. *Journal of Gerontology 30* (S. 26-30).

Statistisches Bundesamt (2006). 11. Koordinierte Bevölkerungsvorausberechnung. Annahme und Ergebnisse. Wiesbaden.

von Scheidt, E. (1995). Gerontopsychologie. Eine Einführung für die Pflege alter Menschen. Beltz. Weihnheim: Psychologie Verlags Union.

Welford, A.T. (1977). Motor performance. In Birren, J.E.; Schaie, K. W. (Hrsg) Handbook of Psychology of Aging (2. Auflage, S. 450-493). New York: Von Nostrand.

West, R. L.; Bramblett, P. (1990). Path analysis of the relationships among aging, depression, memory performance, and memory self-evaluation. *Paper presented at the Cognitive Aging Conference*. Atlanta: GA.

Williams, K.; Gill, D.L. (1997). Age differences in psychological well-being and mobility. In Huber, G. (Hrsg). *Healthy aging, activity and sport* (S. 351-358). Gamburg: Verlag für Gesundheitsvorsorge.

Willis, S. L.; Schaie, K. W. (2005). Cognitive trajectories in midlife and cognitive functioning in old age. In Willis, S. L.; Martin, M. (Hrsg): *Middleadulthood. A lifesplan perspective, Thousand Oaks* (S. 243-276). CA: Sage.

Zimprich, D. (1998). Geschwindigkeit der Informationsverarbeitung und fluide Intelligenz im Erwachsenenalter. *Zeitschrift für Gerontologie 31* (S. 89-96).

Zöllig, J.; Eschen, A. & Martin, M. (2010). Lebenslanges Lernen: Vom Gedächtnistraining zur Ausbildung als Memory Manager. In: Schloffer, H; Prang, E.; Frick-Salzmann, A. (Hrsg): *Gedächtnistraining. Theoretische und praktische Grundlagen* (S. 4-12). Heidelberg: Springer.

Internetseiten:

www.adac.de
www. spiegel.de